Weekly Meal Planner

Groceries

Sunday	B	
	L	
	D	
Monday	B	
	L	
	D	
Tuesday	B	
	L	
	D	
Wednesday	B	
	L	
	D	
Thursday	B	
	L	
	D	
Friday	B	
	L	
	D	
Saturday	B	
	L	
	D	

MEAL IDEAS:

NOTES:

Weekly Meal Planner

Groceries

Day	Meal	
Sunday	B	
	L	
	D	
Monday	B	
	L	
	D	
Tuesday	B	
	L	
	D	
Wednesday	B	
	L	
	D	
Thursday	B	
	L	
	D	
Friday	B	
	L	
	D	
Saturday	B	
	L	
	D	

MEAL IDEAS:

NOTES:

Weekly Meal Planner

Sunday	B	
	L	
	D	
Monday	B	
	L	
	D	
Tuesday	B	
	L	
	D	
Wednesday	B	
	L	
	D	
Thursday	B	
	L	
	D	
Friday	B	
	L	
	D	
Saturday	B	
	L	
	D	

Groceries

MEAL IDEAS:

NOTES:

Weekly Meal Planner

Day		
Sunday	B	
	L	
	D	
Monday	B	
	L	
	D	
Tuesday	B	
	L	
	D	
Wednesday	B	
	L	
	D	
Thursday	B	
	L	
	D	
Friday	B	
	L	
	D	
Saturday	B	
	L	
	D	

Groceries

MEAL IDEAS:

NOTES:

Weekly Meal Planner

			Groceries
Sunday	B		
	L		
	D		
Monday	B		
	L		
	D		
Tuesday	B		
	L		
	D		
Wednesday	B		
	L		
	D		
Thursday	B		
	L		
	D		
Friday	B		
	L		
	D		
Saturday	B		
	L		
	D		

MEAL IDEAS:

NOTES:

Weekly Meal Planner

Sunday	B	
	L	
	D	
Monday	B	
	L	
	D	
Tuesday	B	
	L	
	D	
Wednesday	B	
	L	
	D	
Thursday	B	
	L	
	D	
Friday	B	
	L	
	D	
Saturday	B	
	L	
	D	

Groceries

MEAL IDEAS:

NOTES:

Weekly Meal Planner

<table>
<tr><td rowspan="3">Sunday</td><td>B</td></tr>
<tr><td>L</td></tr>
<tr><td>D</td></tr>
<tr><td rowspan="3">Monday</td><td>B</td></tr>
<tr><td>L</td></tr>
<tr><td>D</td></tr>
<tr><td rowspan="3">Tuesday</td><td>B</td></tr>
<tr><td>L</td></tr>
<tr><td>D</td></tr>
<tr><td rowspan="3">Wednesday</td><td>B</td></tr>
<tr><td>L</td></tr>
<tr><td>D</td></tr>
<tr><td rowspan="3">Thursday</td><td>B</td></tr>
<tr><td>L</td></tr>
<tr><td>D</td></tr>
<tr><td rowspan="3">Friday</td><td>B</td></tr>
<tr><td>L</td></tr>
<tr><td>D</td></tr>
<tr><td rowspan="3">Saturday</td><td>B</td></tr>
<tr><td>L</td></tr>
<tr><td>D</td></tr>
</table>

Groceries

MEAL IDEAS:

NOTES:

Weekly Meal Planner

Day			Groceries
Sunday	B		
	L		
	D		
Monday	B		
	L		
	D		
Tuesday	B		
	L		
	D		
Wednesday	B		
	L		
	D		
Thursday	B		
	L		
	D		
Friday	B		
	L		
	D		
Saturday	B		
	L		
	D		

MEAL IDEAS:

NOTES:

Weekly Meal Planner

Day		Meals	Groceries
Sunday	B		
	L		
	D		
Monday	B		
	L		
	D		
Tuesday	B		
	L		
	D		
Wednesday	B		
	L		
	D		
Thursday	B		
	L		
	D		
Friday	B		
	L		
	D		
Saturday	B		
	L		
	D		

MEAL IDEAS:

NOTES:

Weekly Meal Planner

Groceries

Day		
Sunday	B	
	L	
	D	
Monday	B	
	L	
	D	
Tuesday	B	
	L	
	D	
Wednesday	B	
	L	
	D	
Thursday	B	
	L	
	D	
Friday	B	
	L	
	D	
Saturday	B	
	L	
	D	

MEAL IDEAS:

NOTES:

Weekly Meal Planner

Sunday	B	
	L	
	D	
Monday	B	
	L	
	D	
Tuesday	B	
	L	
	D	
Wednesday	B	
	L	
	D	
Thursday	B	
	L	
	D	
Friday	B	
	L	
	D	
Saturday	B	
	L	
	D	

Groceries

MEAL IDEAS:

NOTES:

Weekly Meal Planner

Sunday	B	
	L	
	D	
Monday	B	
	L	
	D	
Tuesday	B	
	L	
	D	
Wednesday	B	
	L	
	D	
Thursday	B	
	L	
	D	
Friday	B	
	L	
	D	
Saturday	B	
	L	
	D	

Groceries

MEAL IDEAS:

NOTES:

Weekly Meal Planner

			Groceries
Sunday	B		
	L		
	D		
Monday	B		
	L		
	D		
Tuesday	B		
	L		
	D		
Wednesday	B		
	L		
	D		
Thursday	B		
	L		
	D		
Friday	B		
	L		
	D		
Saturday	B		
	L		
	D		

MEAL IDEAS:

NOTES:

Weekly Meal Planner

Sunday	B	
	L	
	D	
Monday	B	
	L	
	D	
Tuesday	B	
	L	
	D	
Wednesday	B	
	L	
	D	
Thursday	B	
	L	
	D	
Friday	B	
	L	
	D	
Saturday	B	
	L	
	D	

Groceries

MEAL IDEAS:

NOTES:

Weekly Meal Planner

			Groceries
Sunday	B		
	L		
	D		
Monday	B		
	L		
	D		
Tuesday	B		
	L		
	D		
Wednesday	B		
	L		
	D		
Thursday	B		
	L		
	D		
Friday	B		
	L		
	D		
Saturday	B		
	L		
	D		

MEAL IDEAS:

NOTES:

Weekly Meal Planner

Sunday	B	
	L	
	D	
Monday	B	
	L	
	D	
Tuesday	B	
	L	
	D	
Wednesday	B	
	L	
	D	
Thursday	B	
	L	
	D	
Friday	B	
	L	
	D	
Saturday	B	
	L	
	D	

Groceries

MEAL IDEAS:

NOTES:

Weekly Meal Planner

			Groceries
Sunday	B		
	L		
	D		
Monday	B		
	L		
	D		
Tuesday	B		
	L		
	D		
Wednesday	B		
	L		
	D		
Thursday	B		
	L		
	D		
Friday	B		
	L		
	D		
Saturday	B		
	L		
	D		

MEAL IDEAS:

NOTES:

Weekly Meal Planner

Sunday	B / L / D
Monday	B / L / D
Tuesday	B / L / D
Wednesday	B / L / D
Thursday	B / L / D
Friday	B / L / D
Saturday	B / L / D

Groceries

MEAL IDEAS:

NOTES:

Weekly Meal Planner

Sunday	B	
	L	
	D	
Monday	B	
	L	
	D	
Tuesday	B	
	L	
	D	
Wednesday	B	
	L	
	D	
Thursday	B	
	L	
	D	
Friday	B	
	L	
	D	
Saturday	B	
	L	
	D	

Groceries

MEAL IDEAS:

NOTES:

Weekly Meal Planner

Sunday	B	
	L	
	D	
Monday	B	
	L	
	D	
Tuesday	B	
	L	
	D	
Wednesday	B	
	L	
	D	
Thursday	B	
	L	
	D	
Friday	B	
	L	
	D	
Saturday	B	
	L	
	D	

Groceries

MEAL IDEAS:

NOTES:

Weekly Meal Planner

Sunday	B		
	L		
	D		
Monday	B		
	L		
	D		
Tuesday	B		
	L		
	D		
Wednesday	B		
	L		
	D		
Thursday	B		
	L		
	D		
Friday	B		
	L		
	D		
Saturday	B		
	L		
	D		

Groceries

MEAL IDEAS:

NOTES:

Weekly Meal Planner

Sunday	B	
	L	
	D	
Monday	B	
	L	
	D	
Tuesday	B	
	L	
	D	
Wednesday	B	
	L	
	D	
Thursday	B	
	L	
	D	
Friday	B	
	L	
	D	
Saturday	B	
	L	
	D	

Groceries

MEAL IDEAS:

NOTES:

Weekly Meal Planner

Sunday	B		
	L		**Groceries**
	D		
Monday	B		
	L		
	D		
Tuesday	B		
	L		
	D		
Wednesday	B		
	L		
	D		
Thursday	B		
	L		
	D		
Friday	B		
	L		
	D		
Saturday	B		
	L		
	D		

MEAL IDEAS:

NOTES:

Weekly Meal Planner

Sunday	B	
	L	
	D	
Monday	B	
	L	
	D	
Tuesday	B	
	L	
	D	
Wednesday	B	
	L	
	D	
Thursday	B	
	L	
	D	
Friday	B	
	L	
	D	
Saturday	B	
	L	
	D	

Groceries

MEAL IDEAS:

NOTES:

Weekly Meal Planner

Day		Meals		Groceries
Sunday	B			◯ ....
	L			◯ ....
	D			◯ ....
Monday	B			◯ ....
	L			◯ ....
	D			◯ ....
Tuesday	B			◯ ....
	L			◯ ....
	D			◯ ....
Wednesday	B			◯ ....
	L			◯ ....
	D			◯ ....
Thursday	B			◯ ....
	L			◯ ....
	D			◯ ....
Friday	B			◯ ....
	L			◯ ....
	D			◯ ....
Saturday	B			◯ ....
	L			◯ ....
	D			◯ ....

MEAL IDEAS:

NOTES:

Weekly Meal Planner

Sunday	B	
	L	
	D	
Monday	B	
	L	
	D	
Tuesday	B	
	L	
	D	
Wednesday	B	
	L	
	D	
Thursday	B	
	L	
	D	
Friday	B	
	L	
	D	
Saturday	B	
	L	
	D	

Groceries

MEAL IDEAS:

NOTES:

Weekly Meal Planner

		Sunday		
Sunday	B			Groceries
	L			
	D			

Sunday — B / L / D

Monday — B / L / D

Tuesday — B / L / D

Wednesday — B / L / D

Thursday — B / L / D

Friday — B / L / D

Saturday — B / L / D

Groceries

MEAL IDEAS:

NOTES:

Weekly Meal Planner

Day		
Sunday	B	
	L	
	D	
Monday	B	
	L	
	D	
Tuesday	B	
	L	
	D	
Wednesday	B	
	L	
	D	
Thursday	B	
	L	
	D	
Friday	B	
	L	
	D	
Saturday	B	
	L	
	D	

Groceries

MEAL IDEAS:

NOTES:

Weekly Meal Planner

Day	Meal		Groceries
Sunday	B		
	L		
	D		
Monday	B		
	L		
	D		
Tuesday	B		
	L		
	D		
Wednesday	B		
	L		
	D		
Thursday	B		
	L		
	D		
Friday	B		
	L		
	D		
Saturday	B		
	L		
	D		

MEAL IDEAS:

NOTES:

Weekly Meal Planner

Sunday	B	
	L	
	D	
Monday	B	
	L	
	D	
Tuesday	B	
	L	
	D	
Wednesday	B	
	L	
	D	
Thursday	B	
	L	
	D	
Friday	B	
	L	
	D	
Saturday	B	
	L	
	D	

Groceries

MEAL IDEAS:

NOTES:

Weekly Meal Planner

Sunday	B	
	L	
	D	
Monday	B	
	L	
	D	
Tuesday	B	
	L	
	D	
Wednesday	B	
	L	
	D	
Thursday	B	
	L	
	D	
Friday	B	
	L	
	D	
Saturday	B	
	L	
	D	

Groceries

MEAL IDEAS:

NOTES:

Weekly Meal Planner

Sunday	B	
	L	
	D	
Monday	B	
	L	
	D	
Tuesday	B	
	L	
	D	
Wednesday	B	
	L	
	D	
Thursday	B	
	L	
	D	
Friday	B	
	L	
	D	
Saturday	B	
	L	
	D	

Groceries

MEAL IDEAS:

NOTES:

Weekly Meal Planner

Sunday	B	
	L	
	D	
Monday	B	
	L	
	D	
Tuesday	B	
	L	
	D	
Wednesday	B	
	L	
	D	
Thursday	B	
	L	
	D	
Friday	B	
	L	
	D	
Saturday	B	
	L	
	D	

Groceries

MEAL IDEAS:

NOTES:

Weekly Meal Planner

			Groceries
Sunday	B		
	L		
	D		
Monday	B		
	L		
	D		
Tuesday	B		
	L		
	D		
Wednesday	B		
	L		
	D		
Thursday	B		
	L		
	D		
Friday	B		
	L		
	D		
Saturday	B		
	L		
	D		

MEAL IDEAS:

NOTES:

Weekly Meal Planner

Sunday	B	
	L	
	D	
Monday	B	
	L	
	D	
Tuesday	B	
	L	
	D	
Wednesday	B	
	L	
	D	
Thursday	B	
	L	
	D	
Friday	B	
	L	
	D	
Saturday	B	
	L	
	D	

Groceries

MEAL IDEAS:

NOTES:

Weekly Meal Planner

Sunday	B	
	L	
	D	
Monday	B	
	L	
	D	
Tuesday	B	
	L	
	D	
Wednesday	B	
	L	
	D	
Thursday	B	
	L	
	D	
Friday	B	
	L	
	D	
Saturday	B	
	L	
	D	

Groceries

MEAL IDEAS:

NOTES:

Weekly Meal Planner

Day	Meal		Groceries
Sunday	B		
	L		
	D		
Monday	B		
	L		
	D		
Tuesday	B		
	L		
	D		
Wednesday	B		
	L		
	D		
Thursday	B		
	L		
	D		
Friday	B		
	L		
	D		
Saturday	B		
	L		
	D		

MEAL IDEAS:

NOTES:

Weekly Meal Planner

Sunday	B	
	L	
	D	
Monday	B	
	L	
	D	
Tuesday	B	
	L	
	D	
Wednesday	B	
	L	
	D	
Thursday	B	
	L	
	D	
Friday	B	
	L	
	D	
Saturday	B	
	L	
	D	

Groceries

MEAL IDEAS:

NOTES:

Weekly Meal Planner

		Groceries
Sunday	B	
	L	
	D	
Monday	B	
	L	
	D	
Tuesday	B	
	L	
	D	
Wednesday	B	
	L	
	D	
Thursday	B	
	L	
	D	
Friday	B	
	L	
	D	
Saturday	B	
	L	
	D	

MEAL IDEAS:

NOTES:

Weekly Meal Planner

Sunday	B	
	L	
	D	
Monday	B	
	L	
	D	
Tuesday	B	
	L	
	D	
Wednesday	B	
	L	
	D	
Thursday	B	
	L	
	D	
Friday	B	
	L	
	D	
Saturday	B	
	L	
	D	

Groceries

MEAL IDEAS:

NOTES:

Weekly Meal Planner

Day		Meals		Groceries
Sunday	B			○
	L			○
	D			○
Monday	B			○
	L			○
	D			○
Tuesday	B			○
	L			○
	D			○
Wednesday	B			○
	L			○
	D			○
Thursday	B			○
	L			○
	D			○
Friday	B			○
	L			○
	D			○
Saturday	B			○
	L			○
	D			○

MEAL IDEAS:

NOTES:

Weekly Meal Planner

<table>
<tr><td rowspan="3">Sunday</td><td>B</td></tr>
<tr><td>L</td></tr>
<tr><td>D</td></tr>
<tr><td rowspan="3">Monday</td><td>B</td></tr>
<tr><td>L</td></tr>
<tr><td>D</td></tr>
<tr><td rowspan="3">Tuesday</td><td>B</td></tr>
<tr><td>L</td></tr>
<tr><td>D</td></tr>
<tr><td rowspan="3">Wednesday</td><td>B</td></tr>
<tr><td>L</td></tr>
<tr><td>D</td></tr>
<tr><td rowspan="3">Thursday</td><td>B</td></tr>
<tr><td>L</td></tr>
<tr><td>D</td></tr>
<tr><td rowspan="3">Friday</td><td>B</td></tr>
<tr><td>L</td></tr>
<tr><td>D</td></tr>
<tr><td rowspan="3">Saturday</td><td>B</td></tr>
<tr><td>L</td></tr>
<tr><td>D</td></tr>
</table>

Groceries

MEAL IDEAS:

NOTES:

Weekly Meal Planner

Sunday	B	
	L	
	D	
Monday	B	
	L	
	D	
Tuesday	B	
	L	
	D	
Wednesday	B	
	L	
	D	
Thursday	B	
	L	
	D	
Friday	B	
	L	
	D	
Saturday	B	
	L	
	D	

Groceries

MEAL IDEAS:

NOTES:

Weekly Meal Planner

Sunday	B	
	L	
	D	
Monday	B	
	L	
	D	
Tuesday	B	
	L	
	D	
Wednesday	B	
	L	
	D	
Thursday	B	
	L	
	D	
Friday	B	
	L	
	D	
Saturday	B	
	L	
	D	

Groceries

MEAL IDEAS:

NOTES:

Weekly Meal Planner

Sunday	B	
	L	
	D	
Monday	B	
	L	
	D	
Tuesday	B	
	L	
	D	
Wednesday	B	
	L	
	D	
Thursday	B	
	L	
	D	
Friday	B	
	L	
	D	
Saturday	B	
	L	
	D	

Groceries

MEAL IDEAS:

NOTES:

Weekly Meal Planner

Sunday	B	
	L	
	D	
Monday	B	
	L	
	D	
Tuesday	B	
	L	
	D	
Wednesday	B	
	L	
	D	
Thursday	B	
	L	
	D	
Friday	B	
	L	
	D	
Saturday	B	
	L	
	D	

Groceries

MEAL IDEAS:

NOTES:

Weekly Meal Planner

Sunday	B	
	L	
	D	
Monday	B	
	L	
	D	
Tuesday	B	
	L	
	D	
Wednesday	B	
	L	
	D	
Thursday	B	
	L	
	D	
Friday	B	
	L	
	D	
Saturday	B	
	L	
	D	

Groceries

MEAL IDEAS:

NOTES:

Weekly Meal Planner

Sunday	B	
	L	
	D	
Monday	B	
	L	
	D	
Tuesday	B	
	L	
	D	
Wednesday	B	
	L	
	D	
Thursday	B	
	L	
	D	
Friday	B	
	L	
	D	
Saturday	B	
	L	
	D	

Groceries

MEAL IDEAS:

NOTES:

Weekly Meal Planner

Sunday	B	
	L	
	D	
Monday	B	
	L	
	D	
Tuesday	B	
	L	
	D	
Wednesday	B	
	L	
	D	
Thursday	B	
	L	
	D	
Friday	B	
	L	
	D	
Saturday	B	
	L	
	D	

Groceries

MEAL IDEAS:

NOTES:

Weekly Meal Planner

Sunday	B	
	L	
	D	
Monday	B	
	L	
	D	
Tuesday	B	
	L	
	D	
Wednesday	B	
	L	
	D	
Thursday	B	
	L	
	D	
Friday	B	
	L	
	D	
Saturday	B	
	L	
	D	

Groceries

MEAL IDEAS:

NOTES:

Weekly Meal Planner

Day	Meal		Groceries
Sunday	B		
	L		
	D		
Monday	B		
	L		
	D		
Tuesday	B		
	L		
	D		
Wednesday	B		
	L		
	D		
Thursday	B		
	L		
	D		
Friday	B		
	L		
	D		
Saturday	B		
	L		
	D		

MEAL IDEAS:

NOTES:

Weekly Meal Planner

		Groceries
Sunday	B / L / D	
Monday	B / L / D	
Tuesday	B / L / D	
Wednesday	B / L / D	
Thursday	B / L / D	
Friday	B / L / D	
Saturday	B / L / D	

MEAL IDEAS:

NOTES:

Weekly Meal Planner

Day	Meal		Groceries
Sunday	B		
	L		
	D		
Monday	B		
	L		
	D		
Tuesday	B		
	L		
	D		
Wednesday	B		
	L		
	D		
Thursday	B		
	L		
	D		
Friday	B		
	L		
	D		
Saturday	B		
	L		
	D		

MEAL IDEAS:

NOTES:

Weekly Meal Planner

<table>
<tr><td rowspan="3">Sunday</td><td>B</td><td rowspan="21" colspan="2" style="vertical-align:top">Groceries</td></tr>
<tr><td>L</td></tr>
<tr><td>D</td></tr>
<tr><td rowspan="3">Monday</td><td>B</td></tr>
<tr><td>L</td></tr>
<tr><td>D</td></tr>
<tr><td rowspan="3">Tuesday</td><td>B</td></tr>
<tr><td>L</td></tr>
<tr><td>D</td></tr>
<tr><td rowspan="3">Wednesday</td><td>B</td></tr>
<tr><td>L</td></tr>
<tr><td>D</td></tr>
<tr><td rowspan="3">Thursday</td><td>B</td></tr>
<tr><td>L</td></tr>
<tr><td>D</td></tr>
<tr><td rowspan="3">Friday</td><td>B</td></tr>
<tr><td>L</td></tr>
<tr><td>D</td></tr>
<tr><td rowspan="3">Saturday</td><td>B</td></tr>
<tr><td>L</td></tr>
<tr><td>D</td></tr>
</table>

MEAL IDEAS:

NOTES:

Weekly Meal Planner

Sunday	B	
	L	
	D	
Monday	B	
	L	
	D	
Tuesday	B	
	L	
	D	
Wednesday	B	
	L	
	D	
Thursday	B	
	L	
	D	
Friday	B	
	L	
	D	
Saturday	B	
	L	
	D	

Groceries

MEAL IDEAS:

NOTES:

Weekly Meal Planner

Sunday	B	
	L	
	D	
Monday	B	
	L	
	D	
Tuesday	B	
	L	
	D	
Wednesday	B	
	L	
	D	
Thursday	B	
	L	
	D	
Friday	B	
	L	
	D	
Saturday	B	
	L	
	D	

Groceries

MEAL IDEAS:

NOTES:

Weekly Meal Planner

Sunday	B	
	L	
	D	
Monday	B	
	L	
	D	
Tuesday	B	
	L	
	D	
Wednesday	B	
	L	
	D	
Thursday	B	
	L	
	D	
Friday	B	
	L	
	D	
Saturday	B	
	L	
	D	

Groceries

MEAL IDEAS:

NOTES:

Weekly Meal Planner

Sunday	B	
	L	
	D	
Monday	B	
	L	
	D	
Tuesday	B	
	L	
	D	
Wednesday	B	
	L	
	D	
Thursday	B	
	L	
	D	
Friday	B	
	L	
	D	
Saturday	B	
	L	
	D	

Groceries

MEAL IDEAS:

NOTES:

Weekly Meal Planner

			Groceries
Sunday	B		
	L		
	D		
Monday	B		
	L		
	D		
Tuesday	B		
	L		
	D		
Wednesday	B		
	L		
	D		
Thursday	B		
	L		
	D		
Friday	B		
	L		
	D		
Saturday	B		
	L		
	D		

MEAL IDEAS:

NOTES:

Weekly Meal Planner

Sunday	B	
	L	
	D	
Monday	B	
	L	
	D	
Tuesday	B	
	L	
	D	
Wednesday	B	
	L	
	D	
Thursday	B	
	L	
	D	
Friday	B	
	L	
	D	
Saturday	B	
	L	
	D	

Groceries

MEAL IDEAS:

NOTES:

Weekly Meal Planner

			Groceries
Sunday	B		
	L		
	D		
Monday	B		
	L		
	D		
Tuesday	B		
	L		
	D		
Wednesday	B		
	L		
	D		
Thursday	B		
	L		
	D		
Friday	B		
	L		
	D		
Saturday	B		
	L		
	D		

MEAL IDEAS:

NOTES:

Weekly Meal Planner

Sunday	B	
	L	
	D	
Monday	B	
	L	
	D	
Tuesday	B	
	L	
	D	
Wednesday	B	
	L	
	D	
Thursday	B	
	L	
	D	
Friday	B	
	L	
	D	
Saturday	B	
	L	
	D	

Groceries

MEAL IDEAS:

NOTES:

Weekly Meal Planner

		Groceries
Sunday	B	
	L	
	D	
Monday	B	
	L	
	D	
Tuesday	B	
	L	
	D	
Wednesday	B	
	L	
	D	
Thursday	B	
	L	
	D	
Friday	B	
	L	
	D	
Saturday	B	
	L	
	D	

MEAL IDEAS:

NOTES:

Weekly Meal Planner

Sunday	B	
	L	
	D	
Monday	B	
	L	
	D	
Tuesday	B	
	L	
	D	
Wednesday	B	
	L	
	D	
Thursday	B	
	L	
	D	
Friday	B	
	L	
	D	
Saturday	B	
	L	
	D	

Groceries

MEAL IDEAS:

NOTES:

Weekly Meal Planner

Sunday	B	
	L	
	D	
Monday	B	
	L	
	D	
Tuesday	B	
	L	
	D	
Wednesday	B	
	L	
	D	
Thursday	B	
	L	
	D	
Friday	B	
	L	
	D	
Saturday	B	
	L	
	D	

Groceries

MEAL IDEAS:

NOTES:

Weekly Meal Planner

Sunday	B	
	L	
	D	
Monday	B	
	L	
	D	
Tuesday	B	
	L	
	D	
Wednesday	B	
	L	
	D	
Thursday	B	
	L	
	D	
Friday	B	
	L	
	D	
Saturday	B	
	L	
	D	

Groceries

MEAL IDEAS:

NOTES:

Weekly Meal Planner

			Groceries
Sunday	B		○ ....
	L		○ ....
	D		○ ....
Monday	B		○ ....
	L		○ ....
	D		○ ....
Tuesday	B		○ ....
	L		○ ....
	D		○ ....
Wednesday	B		○ ....
	L		○ ....
	D		○ ....
Thursday	B		○ ....
	L		○ ....
	D		○ ....
Friday	B		○ ....
	L		○ ....
	D		○ ....
Saturday	B		○ ....
	L		○ ....
	D		○ ....

MEAL IDEAS:

NOTES:

Weekly Meal Planner

Sunday	B	
	L	
	D	
Monday	B	
	L	
	D	
Tuesday	B	
	L	
	D	
Wednesday	B	
	L	
	D	
Thursday	B	
	L	
	D	
Friday	B	
	L	
	D	
Saturday	B	
	L	
	D	

Groceries

MEAL IDEAS:

NOTES:

Weekly Meal Planner

		Groceries
Sunday	B	
	L	
	D	
Monday	B	
	L	
	D	
Tuesday	B	
	L	
	D	
Wednesday	B	
	L	
	D	
Thursday	B	
	L	
	D	
Friday	B	
	L	
	D	
Saturday	B	
	L	
	D	

MEAL IDEAS:

NOTES:

Weekly Meal Planner

Sunday	B	
	L	
	D	
Monday	B	
	L	
	D	
Tuesday	B	
	L	
	D	
Wednesday	B	
	L	
	D	
Thursday	B	
	L	
	D	
Friday	B	
	L	
	D	
Saturday	B	
	L	
	D	

Groceries

MEAL IDEAS:

NOTES:

Weekly Meal Planner

Sunday	B	
	L	
	D	
Monday	B	
	L	
	D	
Tuesday	B	
	L	
	D	
Wednesday	B	
	L	
	D	
Thursday	B	
	L	
	D	
Friday	B	
	L	
	D	
Saturday	B	
	L	
	D	

Groceries

MEAL IDEAS:

NOTES:

Weekly Meal Planner

Day			Groceries

Sunday — B, L, D
Monday — B, L, D
Tuesday — B, L, D
Wednesday — B, L, D
Thursday — B, L, D
Friday — B, L, D
Saturday — B, L, D

MEAL IDEAS:

NOTES:

Weekly Meal Planner

Day	Meal	
Sunday	B	
	L	
	D	
Monday	B	
	L	
	D	
Tuesday	B	
	L	
	D	
Wednesday	B	
	L	
	D	
Thursday	B	
	L	
	D	
Friday	B	
	L	
	D	
Saturday	B	
	L	
	D	

Groceries

MEAL IDEAS:

NOTES:

Weekly Meal Planner

Groceries

Sunday	B	
	L	
	D	
Monday	B	
	L	
	D	
Tuesday	B	
	L	
	D	
Wednesday	B	
	L	
	D	
Thursday	B	
	L	
	D	
Friday	B	
	L	
	D	
Saturday	B	
	L	
	D	

MEAL IDEAS:

NOTES:

Weekly Meal Planner

Sunday	B	
	L	
	D	
Monday	B	
	L	
	D	
Tuesday	B	
	L	
	D	
Wednesday	B	
	L	
	D	
Thursday	B	
	L	
	D	
Friday	B	
	L	
	D	
Saturday	B	
	L	
	D	

Groceries

MEAL IDEAS:

NOTES:

Weekly Meal Planner

Sunday	B	
	L	
	D	
Monday	B	
	L	
	D	
Tuesday	B	
	L	
	D	
Wednesday	B	
	L	
	D	
Thursday	B	
	L	
	D	
Friday	B	
	L	
	D	
Saturday	B	
	L	
	D	

Groceries

MEAL IDEAS:

NOTES:

Weekly Meal Planner

Sunday	B	
	L	
	D	
Monday	B	
	L	
	D	
Tuesday	B	
	L	
	D	
Wednesday	B	
	L	
	D	
Thursday	B	
	L	
	D	
Friday	B	
	L	
	D	
Saturday	B	
	L	
	D	

Groceries

MEAL IDEAS:

NOTES:

Weekly Meal Planner

Day	Meal	
Sunday	B	
	L	
	D	
Monday	B	
	L	
	D	
Tuesday	B	
	L	
	D	
Wednesday	B	
	L	
	D	
Thursday	B	
	L	
	D	
Friday	B	
	L	
	D	
Saturday	B	
	L	
	D	

Groceries

MEAL IDEAS:

NOTES:

Weekly Meal Planner

Sunday	B	
	L	
	D	
Monday	B	
	L	
	D	
Tuesday	B	
	L	
	D	
Wednesday	B	
	L	
	D	
Thursday	B	
	L	
	D	
Friday	B	
	L	
	D	
Saturday	B	
	L	
	D	

Groceries

MEAL IDEAS:

NOTES:

Weekly Meal Planner

Sunday	B		Groceries
	L		
	D		
Monday	B		
	L		
	D		
Tuesday	B		
	L		
	D		
Wednesday	B		
	L		
	D		
Thursday	B		
	L		
	D		
Friday	B		
	L		
	D		
Saturday	B		
	L		
	D		

MEAL IDEAS:

NOTES:

Weekly Meal Planner

Sunday	B	
	L	
	D	
Monday	B	
	L	
	D	
Tuesday	B	
	L	
	D	
Wednesday	B	
	L	
	D	
Thursday	B	
	L	
	D	
Friday	B	
	L	
	D	
Saturday	B	
	L	
	D	

Groceries

MEAL IDEAS:

NOTES:

Weekly Meal Planner

Day	Meal	
Sunday	B	
	L	
	D	
Monday	B	
	L	
	D	
Tuesday	B	
	L	
	D	
Wednesday	B	
	L	
	D	
Thursday	B	
	L	
	D	
Friday	B	
	L	
	D	
Saturday	B	
	L	
	D	

Groceries

MEAL IDEAS:

NOTES:

Weekly Meal Planner

Day		
Sunday	B	
	L	
	D	
Monday	B	
	L	
	D	
Tuesday	B	
	L	
	D	
Wednesday	B	
	L	
	D	
Thursday	B	
	L	
	D	
Friday	B	
	L	
	D	
Saturday	B	
	L	
	D	

Groceries

MEAL IDEAS:

NOTES:

Weekly Meal Planner

Sunday	B	
	L	
	D	
Monday	B	
	L	
	D	
Tuesday	B	
	L	
	D	
Wednesday	B	
	L	
	D	
Thursday	B	
	L	
	D	
Friday	B	
	L	
	D	
Saturday	B	
	L	
	D	

Groceries

MEAL IDEAS:

NOTES:

Weekly Meal Planner

Day			Groceries
Sunday	B		
	L		
	D		
Monday	B		
	L		
	D		
Tuesday	B		
	L		
	D		
Wednesday	B		
	L		
	D		
Thursday	B		
	L		
	D		
Friday	B		
	L		
	D		
Saturday	B		
	L		
	D		

MEAL IDEAS:

NOTES:

Weekly Meal Planner

			Groceries
Sunday	B		○ ....
	L		○ ....
	D		○ ....
Monday	B		○ ....
	L		○ ....
	D		○ ....
Tuesday	B		○ ....
	L		○ ....
	D		○ ....
Wednesday	B		○ ....
	L		○ ....
	D		○ ....
Thursday	B		○ ....
	L		○ ....
	D		○ ....
Friday	B		○ ....
	L		○ ....
	D		○ ....
Saturday	B		○ ....
	L		○ ....
	D		○ ....

MEAL IDEAS:

NOTES:

Weekly Meal Planner

Sunday	B	
	L	
	D	
Monday	B	
	L	
	D	
Tuesday	B	
	L	
	D	
Wednesday	B	
	L	
	D	
Thursday	B	
	L	
	D	
Friday	B	
	L	
	D	
Saturday	B	
	L	
	D	

Groceries

MEAL IDEAS:

NOTES:

Weekly Meal Planner

Sunday	B / L / D	

Groceries

MEAL IDEAS:

NOTES:

Weekly Meal Planner

Day	Meal		Groceries
Sunday	B		
	L		
	D		
Monday	B		
	L		
	D		
Tuesday	B		
	L		
	D		
Wednesday	B		
	L		
	D		
Thursday	B		
	L		
	D		
Friday	B		
	L		
	D		
Saturday	B		
	L		
	D		

MEAL IDEAS:

NOTES:

Weekly Meal Planner

Sunday	B	
	L	
	D	
Monday	B	
	L	
	D	
Tuesday	B	
	L	
	D	
Wednesday	B	
	L	
	D	
Thursday	B	
	L	
	D	
Friday	B	
	L	
	D	
Saturday	B	
	L	
	D	

Groceries

MEAL IDEAS:

NOTES:

Weekly Meal Planner

Sunday	B	
	L	
	D	
Monday	B	
	L	
	D	
Tuesday	B	
	L	
	D	
Wednesday	B	
	L	
	D	
Thursday	B	
	L	
	D	
Friday	B	
	L	
	D	
Saturday	B	
	L	
	D	

Groceries

MEAL IDEAS:

NOTES:

Weekly Meal Planner

Sunday	B	
	L	
	D	
Monday	B	
	L	
	D	
Tuesday	B	
	L	
	D	
Wednesday	B	
	L	
	D	
Thursday	B	
	L	
	D	
Friday	B	
	L	
	D	
Saturday	B	
	L	
	D	

Groceries

MEAL IDEAS:

NOTES:

Weekly Meal Planner

Sunday	B	
	L	
	D	
Monday	B	
	L	
	D	
Tuesday	B	
	L	
	D	
Wednesday	B	
	L	
	D	
Thursday	B	
	L	
	D	
Friday	B	
	L	
	D	
Saturday	B	
	L	
	D	

Groceries

MEAL IDEAS:

NOTES:

Weekly Meal Planner

			Groceries
Sunday	B		
	L		
	D		
Monday	B		
	L		
	D		
Tuesday	B		
	L		
	D		
Wednesday	B		
	L		
	D		
Thursday	B		
	L		
	D		
Friday	B		
	L		
	D		
Saturday	B		
	L		
	D		

MEAL IDEAS:

NOTES:

Weekly Meal Planner

Groceries

Day	Meal	
Sunday	B	
Sunday	L	
Sunday	D	
Monday	B	
Monday	L	
Monday	D	
Tuesday	B	
Tuesday	L	
Tuesday	D	
Wednesday	B	
Wednesday	L	
Wednesday	D	
Thursday	B	
Thursday	L	
Thursday	D	
Friday	B	
Friday	L	
Friday	D	
Saturday	B	
Saturday	L	
Saturday	D	

MEAL IDEAS:

NOTES:

Weekly Meal Planner

		Groceries
Sunday	B, L, D	
Monday	B, L, D	
Tuesday	B, L, D	
Wednesday	B, L, D	
Thursday	B, L, D	
Friday	B, L, D	
Saturday	B, L, D	

MEAL IDEAS:

NOTES:

Weekly Meal Planner

Day		
Sunday	B	
	L	
	D	
Monday	B	
	L	
	D	
Tuesday	B	
	L	
	D	
Wednesday	B	
	L	
	D	
Thursday	B	
	L	
	D	
Friday	B	
	L	
	D	
Saturday	B	
	L	
	D	

Groceries

MEAL IDEAS:

NOTES:

Weekly Meal Planner

Sunday	B	
	L	
	D	
Monday	B	
	L	
	D	
Tuesday	B	
	L	
	D	
Wednesday	B	
	L	
	D	
Thursday	B	
	L	
	D	
Friday	B	
	L	
	D	
Saturday	B	
	L	
	D	

Groceries

MEAL IDEAS:

NOTES:

Weekly Meal Planner

Sunday	B	
	L	
	D	
Monday	B	
	L	
	D	
Tuesday	B	
	L	
	D	
Wednesday	B	
	L	
	D	
Thursday	B	
	L	
	D	
Friday	B	
	L	
	D	
Saturday	B	
	L	
	D	

Groceries

MEAL IDEAS:

NOTES:

Weekly Meal Planner

Sunday	B	
	L	
	D	
Monday	B	
	L	
	D	
Tuesday	B	
	L	
	D	
Wednesday	B	
	L	
	D	
Thursday	B	
	L	
	D	
Friday	B	
	L	
	D	
Saturday	B	
	L	
	D	

Groceries

MEAL IDEAS:

NOTES:

Weekly Meal Planner

Sunday	B	
	L	
	D	
Monday	B	
	L	
	D	
Tuesday	B	
	L	
	D	
Wednesday	B	
	L	
	D	
Thursday	B	
	L	
	D	
Friday	B	
	L	
	D	
Saturday	B	
	L	
	D	

Groceries

MEAL IDEAS:

NOTES:

Weekly Meal Planner

Sunday	B	
	L	
	D	
Monday	B	
	L	
	D	
Tuesday	B	
	L	
	D	
Wednesday	B	
	L	
	D	
Thursday	B	
	L	
	D	
Friday	B	
	L	
	D	
Saturday	B	
	L	
	D	

Groceries

MEAL IDEAS:

NOTES:

Weekly Meal Planner

Day	Meal
Sunday	B
Sunday	L
Sunday	D
Monday	B
Monday	L
Monday	D
Tuesday	B
Tuesday	L
Tuesday	D
Wednesday	B
Wednesday	L
Wednesday	D
Thursday	B
Thursday	L
Thursday	D
Friday	B
Friday	L
Friday	D
Saturday	B
Saturday	L
Saturday	D

Groceries

MEAL IDEAS:

NOTES:

Weekly Meal Planner

Sunday	B	
	L	
	D	
Monday	B	
	L	
	D	
Tuesday	B	
	L	
	D	
Wednesday	B	
	L	
	D	
Thursday	B	
	L	
	D	
Friday	B	
	L	
	D	
Saturday	B	
	L	
	D	

Groceries

MEAL IDEAS:

NOTES:

Day		
Sunday	B	
	L	
	D	
Monday	B	
	L	
	D	
Tuesday	B	
	L	
	D	
Wednesday	B	
	L	
	D	
Thursday	B	
	L	
	D	
Friday	B	
	L	
	D	
Saturday	B	
	L	
	D	

Groceries

MEAL IDEAS:

NOTES:

Weekly Meal Planner

Day		
Sunday	B	
	L	
	D	
Monday	B	
	L	
	D	
Tuesday	B	
	L	
	D	
Wednesday	B	
	L	
	D	
Thursday	B	
	L	
	D	
Friday	B	
	L	
	D	
Saturday	B	
	L	
	D	

Groceries

MEAL IDEAS:

NOTES:

Weekly Meal Planner

<table>
<tr><td rowspan="3">Sunday</td><td>B</td></tr>
<tr><td>L</td></tr>
<tr><td>D</td></tr>
<tr><td rowspan="3">Monday</td><td>B</td></tr>
<tr><td>L</td></tr>
<tr><td>D</td></tr>
<tr><td rowspan="3">Tuesday</td><td>B</td></tr>
<tr><td>L</td></tr>
<tr><td>D</td></tr>
<tr><td rowspan="3">Wednesday</td><td>B</td></tr>
<tr><td>L</td></tr>
<tr><td>D</td></tr>
<tr><td rowspan="3">Thursday</td><td>B</td></tr>
<tr><td>L</td></tr>
<tr><td>D</td></tr>
<tr><td rowspan="3">Friday</td><td>B</td></tr>
<tr><td>L</td></tr>
<tr><td>D</td></tr>
<tr><td rowspan="3">Saturday</td><td>B</td></tr>
<tr><td>L</td></tr>
<tr><td>D</td></tr>
</table>

Groceries

MEAL IDEAS:

NOTES:

Weekly Meal Planner

Sunday	B		Groceries
	L		
	D		
Monday	B		
	L		
	D		
Tuesday	B		
	L		
	D		
Wednesday	B		
	L		
	D		
Thursday	B		
	L		
	D		
Friday	B		
	L		
	D		
Saturday	B		
	L		
	D		

MEAL IDEAS:

NOTES:

Weekly Meal Planner

Day	Meal	
Sunday	B	
	L	
	D	
Monday	B	
	L	
	D	
Tuesday	B	
	L	
	D	
Wednesday	B	
	L	
	D	
Thursday	B	
	L	
	D	
Friday	B	
	L	
	D	
Saturday	B	
	L	
	D	

Groceries

MEAL IDEAS:

NOTES:

Weekly Meal Planner

			Groceries
Sunday	B		
	L		
	D		
Monday	B		
	L		
	D		
Tuesday	B		
	L		
	D		
Wednesday	B		
	L		
	D		
Thursday	B		
	L		
	D		
Friday	B		
	L		
	D		
Saturday	B		
	L		
	D		

MEAL IDEAS:

NOTES:

Weekly Meal Planner

Sunday	B	
	L	
	D	
Monday	B	
	L	
	D	
Tuesday	B	
	L	
	D	
Wednesday	B	
	L	
	D	
Thursday	B	
	L	
	D	
Friday	B	
	L	
	D	
Saturday	B	
	L	
	D	

Groceries

MEAL IDEAS:

NOTES:

Weekly Meal Planner

Sunday	B	
	L	
	D	
Monday	B	
	L	
	D	
Tuesday	B	
	L	
	D	
Wednesday	B	
	L	
	D	
Thursday	B	
	L	
	D	
Friday	B	
	L	
	D	
Saturday	B	
	L	
	D	

Groceries

MEAL IDEAS:

NOTES:

Weekly Meal Planner

Sunday	B	
	L	
	D	
Monday	B	
	L	
	D	
Tuesday	B	
	L	
	D	
Wednesday	B	
	L	
	D	
Thursday	B	
	L	
	D	
Friday	B	
	L	
	D	
Saturday	B	
	L	
	D	

Groceries

MEAL IDEAS:

NOTES:

Weekly Meal Planner

Day	Meal	
Sunday	B	
	L	
	D	
Monday	B	
	L	
	D	
Tuesday	B	
	L	
	D	
Wednesday	B	
	L	
	D	
Thursday	B	
	L	
	D	
Friday	B	
	L	
	D	
Saturday	B	
	L	
	D	

Groceries

MEAL IDEAS:

NOTES:

Weekly Meal Planner

Groceries

Sunday	B
	L
	D

Monday	B
	L
	D

Tuesday	B
	L
	D

Wednesday	B
	L
	D

Thursday	B
	L
	D

Friday	B
	L
	D

Saturday	B
	L
	D

MEAL IDEAS:

NOTES:

Weekly Meal Planner

Sunday	B	
	L	
	D	
Monday	B	
	L	
	D	
Tuesday	B	
	L	
	D	
Wednesday	B	
	L	
	D	
Thursday	B	
	L	
	D	
Friday	B	
	L	
	D	
Saturday	B	
	L	
	D	

Groceries

MEAL IDEAS:

NOTES:

Weekly Meal Planner

Sunday	B	
	L	
	D	
Monday	B	
	L	
	D	
Tuesday	B	
	L	
	D	
Wednesday	B	
	L	
	D	
Thursday	B	
	L	
	D	
Friday	B	
	L	
	D	
Saturday	B	
	L	
	D	

Groceries

MEAL IDEAS:

NOTES:

Weekly Meal Planner

Sunday	B	
	L	
	D	
Monday	B	
	L	
	D	
Tuesday	B	
	L	
	D	
Wednesday	B	
	L	
	D	
Thursday	B	
	L	
	D	
Friday	B	
	L	
	D	
Saturday	B	
	L	
	D	

Groceries

MEAL IDEAS:

NOTES:

Weekly Meal Planner

Sunday	B	
	L	
	D	
Monday	B	
	L	
	D	
Tuesday	B	
	L	
	D	
Wednesday	B	
	L	
	D	
Thursday	B	
	L	
	D	
Friday	B	
	L	
	D	
Saturday	B	
	L	
	D	

Groceries

MEAL IDEAS:

NOTES:

Weekly Meal Planner

Sunday	B	
	L	
	D	
Monday	B	
	L	
	D	
Tuesday	B	
	L	
	D	
Wednesday	B	
	L	
	D	
Thursday	B	
	L	
	D	
Friday	B	
	L	
	D	
Saturday	B	
	L	
	D	

Groceries

MEAL IDEAS:

NOTES:

www.ingramcontent.com/pod-product-compliance
Lightning Source LLC
Chambersburg PA
CBHW081952160125

20423CB00044B/1355